Autoren-Reg.-Nr.: 1010

Produktnummer: 18-1-1.1.3.2

ISBN: 978-3-943585-79-7

Dr. med. Ulrich Werth

Die Entdeckung der

ALZHEIMER THERAPIE

und das Geheimnis der „Ewigen Nadel"

Dr. med. Ulrich Werth

Die Entdeckung der

ALZHEIMER THERAPIE

und das Geheimnis der „Ewigen Nadel"

„Es gibt mehr Ding' im Himmel und auf Erden,

als Eure Schulweisheit sich träumt, *Horatio.*"

(Hamlet, 1. Akt, 5. Szene, Hamlet, *William Shakespeare)*

Dieser Spruch in Shakespeares Hamlet gilt noch immer,

er kann heute besser als je zuvor verstanden werden.

8 Minuten lang sehen Sie hier etwas bisher in der Welt Einmaliges:

www.youtube.com/watch?v=bszP954Hpdk

Ein Alzheimer-Patient berichtet 24 Stunden nach einer Behandlungssitzung mit den „Ewigen Nadeln", wie es war, als er am Vortag noch unter Alzheimer litt, wie er sich quälte, um sich zu erinnern, um sich zurechtzufinden, um Worte herauszubringen, sich zu artikulieren. Dem Test nach hatte er vor der Behandlung eine mittlere bis schwere Demenz.

Morgens, am Tag vor dem Interview, wurde er behandelt. Abends, so sagt seine Ehefrau im Interview, ist er wieder „in die Welt eingeklickt". Er war wieder „präsent". Er interessierte sich für alles, was im Moment passierte. Vorher war „alles wie im Nebel".

Am nächsten Tag berichtete er, dass es einen „Quantensprung" gegeben habe. Am Morgen nach der Behandlung hatte er das Gefühl, dass ein neues Leben anfängt. Er war sofort wieder alltagstauglich. An die davor anstehende Frage der Pflegebedürftigkeit war nicht mehr zu denken. Und er begann sich nach und nach an seine „vorher verschütteten Lebensabschnitte" zu erinnern.

Dem erneuten Test nach hatte er 24 Stunden nach der Behandlung mit den in der Ohrmuschel verbleibenden Mikroimplantaten, die volkstümlich als „Ewige Nadeln" bezeichnet werden, keine Demenz mehr.

Dr. med. Ulrich Werth

Valencia, den 8. März 2018

INHALTSVERZEICHNIS

DANKE!

Hiermit danke ich all meinen Feinden, die mich vergeblich vernichten wollten. Wenn sie nicht gewesen wären, hätte ich nicht immer wieder sagen können: *„Nein, jetzt erst recht!"* Dann wäre ich nicht so *„hellsichtig"* geworden, dass ich trotz aller scheinbaren Unmöglichkeit auf die für mich so einfache Art Alzheimer zu heilen, gekommen wäre.

Also gilt doch: „Liebe Deine Feinde!"

Ich danke allen Verbündeten, die mir Kraft gaben und mich zum *„Stehaufmännchen"* machten. Ich danke allen Patienten, allen Angehörigen und Freunden neuer Wege, Krankheiten zu heilen. Ich danke allen, die mir auf meinem steinigen Weg immer wieder Mut gemacht haben und selbst Mut hatten. Ich danke Victoria Stepanenko und meinen nahestehenden Freunden des *„Freundeskreises Dr. Ulrich Werth".* Meinen Freunden, den Rechtsanwälten Prof. Dr. jur. Michael Nagel und dem Rechtsanwalt Dr. jur. Jan Schlösser, die mich hervorragend verteidigten und weiter vertreten. Ich danke allen mich liebevoll umgebenden Personen. Ich danke den Wissenschaftlern Prof. Dr. Dr. Karlheinz Schmidt und Prof. Dr. Prof. mult. Dr. Augustinus Bader. Ich danke meiner ehemaligen, inspirierenden Wegbegleiterin Susanne Müller. Und ich danke dem Journalisten Sven Nommensen sowie den Kollegen aus Deutschland und anderen fernen Ländern, die zu mir stehen. Ich danke Götz Wittneben für seine Korrekturen. Ich danke Birgit zur Mühlen vom Genoss-Verlag für ihr Engagement. Ich danke last noch least Iris Görke, dem leuchtenden Geist mit Charme, die bei der Vollendung zu verbessern half. Ich danke Gott dafür, dass er mir die Kraft gab, meinen einmal begonnenen Weg zum Wohle der Menschen unbeirrt weiter zu gehen.

Dr. med. Ulrich Werth

ABBILDUNGSVERZEICHNIS

VORWORT

Diese Entdeckung einer so effektiven Alzheimer-Therapie, die auch bei Parkinson eine Wirkung zeigt, bedarf einer Erklärung. Wieso entdeckt Dr. Werth oder Ulrich Werth die Alzheimer-Therapie? Wieso er und nicht die 10.000 Alzheimer-Forscher der Welt, die von der Pharmaindustrie bezahlt werden und deren Forschung bereits 100 Mrd. Euro gekostet hat. Diese Ausgaben galten jedoch dem falschen Weg. Wieso aber entdecke ich eine Behandlung, auf die die Welt schon sehr lange wartet?

Das kann ich nur mit dem steinigen Weg meiner Vita erklären:

Wenn man seinen Weg geht und alle Steine und scheinbar unüberwindlichen Hindernisse als Herausforderung, diese zu bewältigen, auffasst, muss man eines Tages etwas Geniales leisten.

Ein Beispiel:

Darwin hatte die Biologie-Prüfung nicht bestanden. Offensichtlich sagte er sich selbst: „Jetzt erst recht." Und erforschte die Biologie mit großem Fleiß und Engagement. Mit seinem berühmten Buch bereicherte er die Biologie um grundlegende Erkenntnisse.

Mir fiel diese Entdeckung auch nicht in den Schoß:

Nach dem vorzeitig mit dem Prädikat „Sehr gut" abgeschlossenen medizinischen Staatsexamen durchlief ich beim Begründer der Neurobiologie eine harte wissenschaftliche Schule. Verteidigte eine Diplom- und eine Doktorarbeit über Gedächtnisforschung erfolgreich. Danach wollte ich mit dem Wissen Patienten helfen und begann die Facharztausbildung für Neurologie und Psychiatrie. Nach 5 Jahren wollte ich die wie üblich die Prüfung absolvieren. Doch ohne jegliche Erklärung seitens der offiziellen Stellen blieb ich 10 Jahre ohne Zulassung zur Prüfung. Ausreden des ärztlichen Direktors beantwortete ich mit „Siegen durch Nachgeben".

Jedes Jahr stellte ich den Antrag auf Zulassung zur Facharztprüfung. Jedes Mal kam eine Ausrede. Ich antwortete immer: „Na gut, wenn Sie meinen, es fehlt mir noch etwas, delegieren Sie mich an eine andere Klinik". So lernte ich Jahr ein Jahr aus und beinahe alles, was in der Neurologie und Psychiatrie möglich ist, kennen und praktisch ausführen. Am Ende blieb nur noch die Krönung, die Charité Berlin. Auch dort durfte ich hospitieren. Als die Wende kam, wurde ich sofort zur Facharztprüfung gerufen.

Später las ich in meiner Stasi-Opfer-Akte:

„Dr. Werth darf nicht Facharzt werden. Er belehrt die Partei."

Auf die nun folgende Prüfung war ich jetzt so gut vorbereitet, dass ich die prüfenden Professoren ohne zu übertreiben auf den neuesten Stand der medizinischen Forschung bringen konnte.

Mir fehlte die geistige Blockade durch den Satz:

„Die Partei hat immer Recht."

Aber bei diesen Professoren lag eine solche Blockade vor.

Heute steht an dieser Stelle bei vielen der Satz ins Gehirn geschrieben:

„Die Pharmaindustrie hat immer Recht."

Von derartigen Blockaden, und der damit verbundenen Autoritätsgläubigkeit, hatte ich mich schon als Kind befreit.

Nach der Wende forschte und publizierte ich über Arzneimittelmissbrauch und gelangte zu der bestmöglichen Alternative:

„Das Problem mit Akupunktur zu lösen."

Als legendärer Akupunkteur kam ich zur Entdeckung der im Volksmund als *„Ewige Nadel"* getauften Therapie. Es war in vieler Hinsicht eine Erleichterung mit den dann bald als Medizin-Produkt anerkannten *„Titan-Ohr-Mikro-Implantaten"* von *Sedatelec* zu arbeiten. Die Patienten brauchten nur einmal kommen. Die Mikroimplantate halfen auch bei chronischen und letztendlich auch bei sogenannten degenerativen Erkrankungen des Gehirns, da sie die

Regeneration des Nervengewebes bewirken können. So kam ich über den steinigen Weg der Parkinson-Behandlung nach 17 Jahren erst auf die korrespondierenden Punkte der bei Alzheimer erkrankten Hirnregionen zu dem Happy End der effektivsten Rückbildung einer der gefürchtetsten Krankheiten. Dies soll derzeit mit Hilfe einer Doppel-Blind-Studie der Welt glaubhaft, weil scheinbar unglaublich, bewiesen werden. Dann werden wir sehen, ob das bei der mit den echten Nadeln behandelten Gruppe nur geht oder bei der zum Schein behandelten Gruppe ebenso. *„Schlimmstenfalls"* würde das dann bedeuten, dass ich den Patienten die Krankheit weghypnotisiere. Aber das hätte nur einen Nachteil, dass es andere nicht einfach lernen können. Aber davon gehe ich nicht aus.

Dr. med. Ulrich Werth

Valencia, den 8. März 2018

MEIN WEG ZUR ERFOLGREICHEN ALZHEIMER-BEHANDLUNG

Auf der Welt gibt es 10.000 Alzheimer-Forscher. Welche Wege sie gegangen sind und weshalb es nicht zu dem Ziel *„Heilung"* führte, aber dennoch auch Licht in die Finsternis der Erkenntnis brachte, lesen Sie weiter unten.

Mein Weg

Als Jugendlicher war ich nicht nur der *„Sokrates"* der Schule, sondern auch nach vielen Jahren zähen Trainings Judo-Jugend-Star. Ich war glücklich. Jede Verabschiedung endete mit den Worten: „Viel Spaß." Was will man mehr im Leben. Mehr gibt es nicht. Ich hatte Spaß am Kämpfen auf der Matte. Ich wollte Weltmeister werde. Das stand für mich fest. Bis der Sportarzt beim Gesundheitstest ein *„funktionelles Herzgeräusch"* feststellte. So wurde ich für die *„DDR-Profi-Laufbahn"* fallen gelassen, wie eine heiße Kartoffel. Mein Traum brach zusammen. Ich schaute von einem Balkon von einem Hochhaus und erwog zu springen. Dann kam mir die Idee: Medizin interessiert mich doch so. Also werde ich *„Weltmeister in der Medizin"*. Ich fing an, alles aufzunehmen, was mich auf dem Weg weiterführte. Der Studienplatz kam wie selbstverständlich. Alles war ein herrliches Abenteuer. Was mit meinem Herzen gewesen war, wusste ich bald. Das *„Sportlerherz"* interessierte mich. Lernen, etwas Neues erfahren und entdecken ist einfach das größte Glück. Mein Medizinstudium wurde die schönste Zeit meines Lebens bis dahin. Rostock, Tor zur Welt durch den Hafen, das Meer und die Uni – alles war wunderbar. Im 5. Studienjahr absolvierte ich alle Staatsexamensprüfungen, die noch blieben, in einem Zuge. Endergebnis: *„Sehr gut."* Nun war ich Arzt.

Zuerst wollte ich bei einem berühmten Physiologen über Biokybernetik promovieren. Dann fuhr ich zu Hansjürgen Matthies, dem bis heute legendären Begründer der Neurobiologie. Er sagte mit Recht: *„Kybernetik ist alles."* Auch das Gedächtnis. Denn Hansjürgen Matthies war Weltspitze. Alle Größen der

Gedächtnisforschung trafen sich hier in Magdeburg bei diesem legendären Hirnforscher. Meine Doktor-Arbeit musste entsprechend den Vorstellungen von Prof. Matthies Weltspitze sein. Anders ging es bei ihm nicht. Als ich erfolgreich bei ihm zum „Dr. med." geworden war, ergriff ich die Flucht und ging als Assistenzarzt in die nur 100 m entfernte Akademie-Nervenklinik. Ich konnte die vielen zusammenwirkenden Faktoren und die immer größer werdende Fülle der Informationen über Vorgänge im Gehirn nicht mehr ertragen. In der Klinik verstand mich nun keiner, was ich da vom Gehirn erzählte. Mit dieser riesigen Kluft zwischen wissenschaftlichen Erkenntnissen und klinischer Praxis musste ich mich zunächst abfinden. Wie ich später erleben musste, waren es Jahrzehnte. Und die Aufgabe, diese Kluft zu überwinden, sehe ich immer noch als meine Mission. Die den Patienten verordneten Arzneimittel sind meist nicht gerade der Gesundheit zuträglich.

Später in der ambulanten Nervenarzt-Praxis tätig, hörte ich von der Akupunktur. Das faszinierte mich, denn man erzählte von sensationellen Erfolgen. Dieser Sache ging ich auf den Grund. Mein Weg führte mich nach Peking zur Akupunktur-Schule der WHO. Ich merkte, wie der Erfolg eindeutig vom Treffen der richtigen Punkte abhing. Akupunktur ist nicht gleich Akupunktur. Das Treffen der richtigen Punkte sorgte zum Beispiel augenblicklich für Nachlassen des Schmerzes oder anderer Beschwerden. Das war für mich eine Herausforderung als ehemaligen Leistungssportler. Jetzt war mein Ehrgeiz gefragt, den ich früher mit dem Ziel, Weltmeister zu werden, verbunden hatte. Von Tag zu Tag steigerte ich meine Treffsicherheit – immer den Erfolg der Beschwerdefreiheit im Auge behaltend. In Magdeburg wurde ich der legendäre Nadelstecher, denn ich hatte nicht die „geistigen Blockaden" der anderen, die sich förmlich entschuldigten, wenn sie akupunktierten. Halbherzigkeit lohnt sich nicht. Alles strömte zu mir, an einem Tag waren es über 100 Patienten. So entstand bei mir der Traum von der „Ewigen Nadel". Ich wollte die Patienten nur einmal und dann nur noch glücklich sehen.

Die „Ewige Nadel" verändert mein Leben und die Welt

Die Behandlung mit den Akupunkturnadeln wurde immer mehr mein Lebensinhalt. Es war wohl so, nachdem der Wunsch, Weltmeister im Judo zu werden, durch dieses vorübergehende, kaum hörbare Herzgeräusch geplatzt war, wollte ich es mit dem Treffen der richtigen Akupunktur-Punkte zur „Weltmeisterschaft" bringen. In der Sauna flüsterten die Leute, der „Nadelstecher" kommt. Manchmal war auch vom „verrückten Nadelstecher" die Rede. Naja, warum sollte man auch „normal" sein, das ist doch langweilig.

Der Wunsch, alle nur noch einmal zu sehen und danach nur noch glücklich, wuchs in mir. Ich träumte schon von der Ewigen Nadel. Wie sie aussehen sollte, wusste ich allerdings noch nicht.

Aber eines Tages kam mir ein „Unfall" zu Hilfe: Eine semi-permanente Nadel mit Kopf, der am Implantieren hindern sollte, ging zuerst unbemerkt unter die Haut. Das passierte bei Frau K. mit einer schlimmen Trigeminusneuralgie.

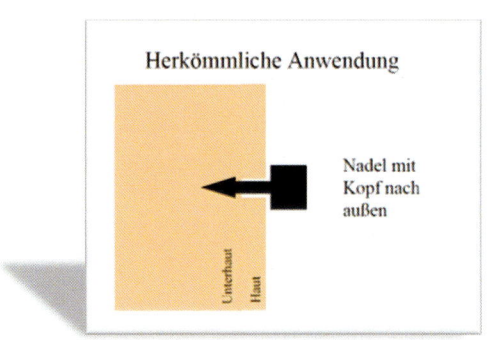

Abbildung 1: ASP-Nadel

Abbildung 1: Stark vergrößerte ASP-Nadel, sogenannte *„semi-permanente"* Nadel. Sie ist nur 2 mm lang und 1,2 mm dick. Der *„Kopf"* sollte außen bleiben, damit die Nadel nicht unter die Haut rutschen kann. So dachte man bis dahin: Fremdkörper dürfen nicht implantiert werden.

Wegen der extrem starken Schmerzen drückte ich die *„Nadel" (Abbildung 1)* tiefer hinein. Ich merkte zunächst nichts. Erst nach drei Wochen kam sie wieder und sagte: *„Ich bin geheilt."* Einen großen Blumenstrauß hatte sie mir mitgebracht. Ich betastete das Ohr und fühlte die eingewachsene Nadel. Der

Dopf war also mit unter die Haut gewachsen. Wie alle denkend *„Der Fremdkörper muss raus"*, entfernte ich die Nadel.

Oh weh, nun waren die furchtbaren Schmerzen bei Frau K. wieder da. Sie sagte: *„Machen Sie die Nadel wieder unter die Haut, sonst will ich lieber sterben. Dann stürze ich mich in die Elbe."* Mit dem Kopf am Ende gelang mir die nochmalige Implantation nicht. So behandelte ich mit normaler Akupunktur. 30 Sitzungen brachten eine gewisse Besserung. Jedoch sagte sie: *„Aber mit der unter die Haut gerutschten Nadel war es viel besser."* Das ließ mich sehr nachdenklich werden.

Als vom Bundesversicherungsamt die Akupunktur-Bezahlung durch die Kassen 1998 verboten wurde, war die Praxis fast leer. Ich hatte Zeit. Nun ging mir die Geschichte von Frau K. noch einmal durch den Kopf. Als Herr K., der Vater meines Bankbetreuers, die Praxis mit Gehstöcken betrat, über wahnsinnige Knieschmerzen klagte und mich bat, die Nadeln einzupflanzen, hatte ich die Idee. Ich pflanzte sie an den Kniepunkten trotz Kopf mit dem Druck eines Zahnstopfers ein. Nach 3 Wochen kam er ohne *„Krücken"* und tanzte vor Freude

Die technische Idee für die „Ewige Nadel"

Mit meiner damaligen Lebensgefährtin und Wegbegleiterin Susanne Müller erzählte ich viel über die Erlebnisse mit den Patienten. Dann wollten wir Abstand gewinnen und in der Nähe von Freiburg Urlaub machen. Auf dem Wege besuchten wir einen ehemaligen Klassenkameraden von mir. Er hatte arge Knieprobleme, beginnende Arthrose. Ich sagte: *„Ich muss weiter. Deshalb kann ich Dich nur einmal behandeln. Wenn Du das unbedingt willst, drücke ich diese Nadel unter Deine Ohr-Haut."* Er bestand darauf. Ich sagte noch: *"Der Kopf an der Nadel ist noch das Problem."* Susanne sagte mit mir wie im Chor: *„Dann müssten eben Nadeln ohne Kopf hergestellt werden."* Mein Freund sagte: *„Das müsst ihr als Patent anmelden."* So geschah es.

Nach langem Hin und Her ging die Produktion der nun zur Implantation geeigneten Mikroimplantate ohne Kopf, von meinen Patienten und ihrem Umfeld *„Die Ewige Nadel"* getauft, los *(siehe Abbildung 2).*

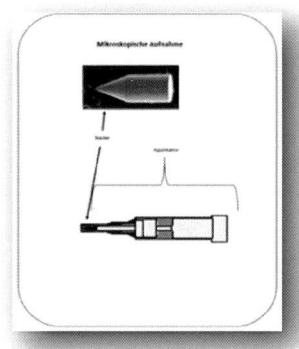

Abbildung 2: 100-fache Vergrößerung der von der Firma Sedatelec aus Frankreich akkurat gefertigten Titan-Nadeln ohne Kopf, der an der Implantation hindern würde. Die Größe: 0,6 mmX 1,2 mm.

**Abbildung 2: Die „Ewige Nadel"
Titan-Nadel ohne Kopf**

Alle Risiken, wie *„Wandern"* usw. wurden ausgeschlossen. Infektionen wird in mehrfacher Hinsicht vorgebeugt: *Die Mikroimplantate sind gamma-sterilisiert.* Die Einpflanzung geschieht unter aseptischen Bedingungen und unter Lokalanästhesie. Es wird anschließend ein Pflasterspray aufgetragen, so dass bei Berührung keine Infektion entsteht. Patienten wird verboten, mit den Fingernägeln zu am Ohr zu kratzen und es wird prophylaktisch das Antibiotikum *„Clindamycin"* als Kapseln gegeben.

17 Jahre Parkinson-Behandlungen – Höhen und Tiefen

Danach kam der erste Parkinson-Patient, Herr S., er versuchte mich zu überzeugen, dass es bei Parkinson auch helfen müsse. Schließlich hatte ich vor einer Weile einen Parkinson-Patienten mit den semi-permanenten Nadeln täglich über ein Jahr behandelt. Er war immer wieder gekommen, weil es immer eine Weile positiv wirkte. Also versuchte ich es auf seinen Wunsch hin. Zunächst gab es keinen Unterschied. Ich sollte die Nadeln nach ein paar Tagen sogar wieder entfernen. Er wollte nur vorher noch in den Urlaub fahren.

Als er wiederkam, war er überglücklich. Er hatte die Medikamente um die Hälfte reduzieren müssen und hatte immer noch schlenkernde Arme, wie es ein Parkinson-Patient nicht haben kann. Es war so eindrucksvoll, dass ich es heute noch wie einen Film vor mir ablaufen sehe.

Dann riefen die Veranstalter des Akupunktur-Weltkongresses aus Berlin an und fragten, ob ich bereit wäre, einen Vortrag über meine Entdeckung zu halten. Das tat ich mit einer bis zum 17. Juni 2001 fertigen Pilot-Studie auf der Basis eines bunten Mix von Akupunktur-Patienten. Allen half es besser als die normale Akupunktur. Herr S. war mitgekommen und hielt einen Vortrag über seine Erfahrungen. Das war notwendig, weil ich der Tatsache ins Auge sehen musste, dass man mir nicht glaubte. Das muss ich heute nach 17 Jahren zuweilen immer noch.

Im Jahre 2001 verfasste ich die erste Schrift darüber. Sie hat nun schon historischen Wert. Sie hieß *„Die ewige Nadel" (siehe Abbildung 3)*.

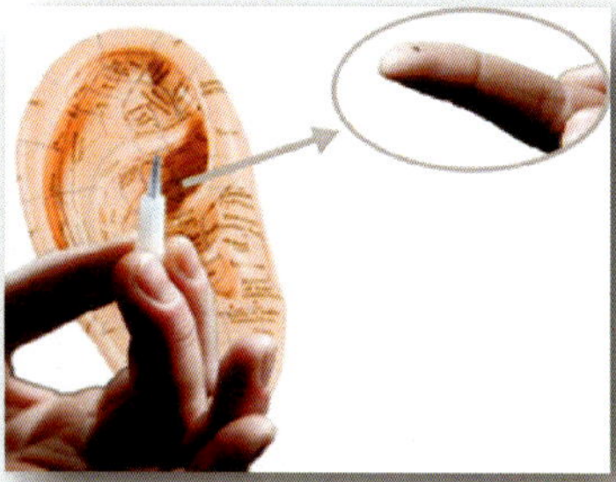

Abbildung 3: „Die Ewige Nadel"

Abbildung 3: Die *„Ewige Nadel"* mit historischem Wert. Man sieht auf der Abbildung in der Mitte den Implantator, in dem vorne ein winziges Nädelchen (0,6 mm x 1,2 mm) enthalten ist. Dieses wird durch einen kleinen in dem Plastikröhrchen enthaltenen Stift, der mit dem Griff verbunden ist, dicht unter die Ohr-Haut gebracht. Dort wächst dieses winzige Nädelchen ein und wird von Bindegewebe so eingehüllt, dass es dort fest verbleibt. Gespürt wird es nicht, weil sich unter der Haut in dem Bindegewebsspalt keine Schmerzrezeptoren befinden. Die Behandlung ist unter den von mir geschaffenen Bedingungen risiko- und nebenwirkungsfrei.

Die Gegner behaupten: So eine kleine Ursache
kann nicht bei solch schweren Krankheiten helfen.

Aber ich sehe es und meine:

Das ist ein zu technisches, mechanistisches Denken. Schwere Krankheiten bedürfen nicht automatisch schwerer (invasiver) Eingriffe zur Therapie! Das mag vielleicht beim Reparieren eines Autos zutreffen, aber nicht bei einem Menschen.

Mehrere Studien zeigten, dass es den Patienten ständig besser ging, je länger sie die Mikroimplantate in den Ohren hatten. Das sahen wir bei einer prospektiven Studie mit der damaligen Parkinson-Klinik in Bad Nauheim. 80 % der dort behandelten Parkinson-Patienten hatten nach 3 Monaten eindeutig weniger Symptome bei gleicher Medikation. 12 Jahre danach erreichte ich einige davon noch unter der gleichen Telefonnummer und erfuhr bei 90 %, dass sie voll im Leben integriert waren, ohne dass Morbus Parkinson sie hinderte. Prof. Karlheinz Schmidt und andere Autoren veröffentlichten schließlich eine Studie, die den Verbrauch von Parkinson-Medikamenten mit und ohne „Ewige-Nadel-Therapie" verglich. Dabei stellte sich ein extremes Einsparpotenzial heraus.

So war das angebliche Sparprogramm der Kranken-Kassen nicht gemeint. Das war einfach zu viel des Guten. Damit erntete ich viele Feinde, während die Patienten heute noch aus allen Erdteilen zu mir kommen, da ich bisher keine Schüler in puncto Parkinson fand. Nach 17 Jahren bin ich diesen Alleingang mit so viel Gegenwind leid geworden. Kann ich die Welt wirklich besser machen?

NIE WIEDER EINE ENTDECKUNG!
ABER ES KOMMT, WIE ES KOMMEN SOLL

Die Therapie kann bei Alzheimer unglaubliche Wunder vollbringen – Was ist da passiert?

Ich hatte mir fest vorgenommen, nichts mehr zu erfinden oder zu entdecken. Schließlich hatte ich mir damit genug Ärger eingehandelt:

Zuerst hat die Ärztekammer die „Ewige Nadel" mit einer Giftpilz-Mahlzeit verglichen, wie mir ein Freund nach einem Anruf dort bestätigte.

Dann: Die Therapie führte zur Medikamenten-Reduktion bei Parkinson, einem lukrativen und eingespielten Geschäft der Pharma-Industrie. Ärger ohne Ende.

Dann habe ich die Idee für die chemischen Verbindungen einer Alzheimer-Pille gehabt. Die Forschung kämpft gerade noch mit dem Bürokratismus. Ich dachte in puncto Entdeckungen und Erfindungen: Das reicht wohl für mein Leben. Aber: „Es kommt, wie es kommen soll..."

Frau F. in Kolumbien

Aus Lateinamerika bekam ich laufend Einladungen zu Vorträgen, Seminaren und Patienten. Im Jahre 2014 saß in Bogota die Alzheimer-Patientin Frau F. vor mir. Sie wusste nur noch Ihren Vornamen und wer ihre Tochter war. Ihre Tochter hatte sie gebracht und ging völlig unbefangen an die Chance der Hilfe heran: *„Wenn Sie Parkinson verbessern können, muss das auch bei Alzheimer möglich sein"*, behauptete sie. Ich sagte: *„Na gut."* Dann überlegte ich, welche korrespondierenden Punkte auf dem Ohr zu den betroffenen Hirnregionen gehörten und demzufolge mit ihrer Stimulierung die Hirnregeneration anregen könnten. Mir fiel gleich der *Hippocampus* ein, über den jetzt die ganze Alzheimer-Forschung berichtet. Bald hatte ich meine Vorstellungen auf ein Ohr, was auf einem Blatt Papier abgebildet war, eingezeichnet. Dann schritten wir zur Tat.

In der Zwischenzeit war ich wieder in Europa. Nach 8 Monaten hatten mich die Kolumbianer wieder eingeladen. Die Tochter und Frau F. waren überglücklich. Ich sagte: *„Das muss ich erst testen."* Neugier, aber auch Skepsis bis zum Beweis zeichnen Wissenschaftler aus.

Der Test

Ich sagte zunächst der Tochter, dass es keinen Blick oder sonstigen Kontakt zwischen ihr und der Mutter geben darf, damit sie nicht vorsagen kann. So geschah es:

Frau F. wusste wieder alles. Sie erzählte, wie sie eine Stunde geflogen sei, dass sie in einem Hotel geschlafen habe, dass sie gut gefrühstückt hätte, dass sie jetzt 76 Jahre alt sei, weil sie erst kürzlich Geburtstag gehabt hatte. Alles war wie ein Wunder!

Die Familie drückte mich vor Freude und konnte sich vor Glück kaum einkriegen. Mich stimmte es eher nachdenklich: Soll das wirklich war sein? Dieses Damokles-Schwert der Menschheit soll so mit den Nadeln besiegbar sein? Alles drehte sich bei mir im Kopf.

Bald war ich davon überzeugt, dass hierin die Zukunft meiner Methode liegt.

Das Thema beschlagnahmte von nun an all meine Aufmerksamkeit. Alles wollte ich darüber wissen. Las unter anderem die Bücher von Michael Nehls.

Weil nur einige Studien die Wirkung bei Parkinson belegten, aber keine ausreichend große Doppel-Blind-Studie vorlag, ich obendrein noch zur Einsparung von Parkinson-Medikamenten beitrug, musste ich einen unvorstellbaren Spießrutenlauf in Deutschland durchmachen. Denn Geld für eine ausreichend große Doppel-Blind-Studie hatten wir bei Parkinson nicht. Als Patienten bei einem Zivil-Prozess, den ich gegen Prof. O. gewann, fragten, ob er nicht eine solche Studie unterstützen könne, sagte er: *„Das ist doch sein Problem."* Sie können sich vorstellen, wie wütend die Patienten auf Prof. O. waren und was da im Gerichtssaal abging.

Aus der qualvollen Entdeckungsgeschichte bei der Parkinson-Therapie mit meiner Behandlungsmethode hatte ich gelernt.

Darüber möchte ich hier nicht mehr schreiben. Es lohnt sich nur, aus der Vergangenheit zu lernen und alles noch einmal besser zu machen.

Nur so viel: *Damals wollte ich den steinigen Weg, eine Entdeckung zu etablieren, im Alleingang schaffen. Ich hatte laufend inkompetente und geldgierige Berater um mich, die mich letzten Endes auch noch für meine Gutmütigkeit und Gutgläubigkeit hinter Gitter bringen wollten, nachdem sie ausreichend an mir verdient hatten. Durch glückliche Umstände, und offensichtlich starke Schutzengel, bin ich da heile wieder herausgekommen und konnte in Spanien meinen Weg weitergehen. Anrufe aus Deutschland wie der folgende erreichen mich seitdem in meiner 2007 unfreiwillig gewählten neuen Heimat Spanien: „Machen Sie weiter! Sie haben meiner Mutter zu einem neuen Leben verholfen." Es ist mein Weg und meine Mission. Da kann man nichts machen. So etwas verpflichtet.*

Jetzt, mit der neuen Alzheimer-Therapie, sollte alles besser und leichter werden:

Ich versuchte zunächst im Ernst von Bergmann-Krankenhaus in Potsdam den Chef von einer Studie zu überzeugen. Bald hatte ich auch eine Sponsorin für eine solche Studie gewonnen, deren Ehemann ich mit den Nadeln geholfen hatte. Wegen Chefwechsel sagte die Potsdamer Klinik ab.

Eine niedergelassene Professorin sagte erst ihre Teilnahme an der Studie zu, sagte aber, nachdem ich bereits ein halbes Jahr verloren hatte, nach mehreren Anrufen von mir, wieder ab.

UND ES FUNKTIONIERT DOCH!

Ich kam mir vor wie Galileo Galilei

Der Alzheimer-Sofort-Effekt stellt sich ein

Bei Frau F. waren im MRT *(Kernspintomogramm)* eine deutliche Arteriosklerose, also eine mangelnde Blutversorgung des Gehirns, sowie eine leichte Atrophie, also Schrumpfung des mittleren Schläfenlappens zu sehen. In Mediziner-Sprache heißt dies: Es lag eigentlich eine Misch-Demenz vor. Wie ich später beobachten konnte, war es ein Erfolg, der am längsten auf sich hatte warten lassen.

Ich hätte es mir nicht träumen lassen, aber dann kam es so krass, wie es keiner erwartet hatte:

*Im Januar 2017 betrat Herr E. (84) mit seiner Tochter die Praxis in Valencia. Er erinnere die Namen seiner Freunde nicht mehr, vergesse ständig wichtige Dinge, könne sich schlecht orientieren, schlecht artikulieren, schlecht wahrnehmen, besonders schlecht sehen und sei auch körperlich nicht mehr kräftig. Er wolle die **Gedächtnisnadeln**, sagte stellvertretend für ihn seine Tochter. Sie wünschte es ihm so sehr.*

Nach der Erstellung des „Nadel-Planes" schritten wir zur Tat. Ich weiß nicht mehr wer von uns beiden mehr aufgeregt war. Für mich war es auch so eine Art „Sein oder Nicht-Sein". Ich hatte mich ja mit Studien-Plan, Sponsorin usw. schon ganz schön für den Erfolg meiner Alzheimer-Therapie aus dem Fenster gelehnt. Für mich ist „nicht mehr glaubhaft zu sein" das Schlimmste, was mir passieren könnte.

Wieder waren die Schutzengel auf meiner Seite. Nein, dieses Mal waren es schon Schutzgötter:

Herr E. kam mit den Nadeln aus dem Behandlungsraum, lief dort stolz schreitend hin und her. Dann begann er vor den dort wartenden Patienten einen Vortrag zu halten. Dabei traten zu seinem eigenen und dem Erstaunen seiner Tochter schwer auszusprechende und seltene Worte, teils Fremdworte auf. Ganz erstaunt sagte er: „Das ist nicht zu glauben. Ich kann besser laufen, besser sprechen." Dann sah er aus dem Fenster den schönen Park und bestaunte mit Mimik und Gestik die Schönheit der Natur. Alles das, sagte er, hätte er vorher nicht mehr oder nur wie im Nebel wahrgenommen. Nun war für seine Tochter klar: Er braucht nicht in das Pflegeheim. Mit dem Wiedererwachen seines Interesses für diese wunderschöne Welt, besonders hier in Valencia, war seine Alltagstauglichkeit an die Stelle der Pflegebedürftigkeit getreten.

Für mich war das so beeindruckend, dass ich mich vor Freude kaum beruhigen konnte. Herr E. gab mir seine Telefonnummer und sagte: *„Jeder kann mich anrufen. Ich werde ihm sagen: Ich hatte Alzheimer!"* In einer Querdenken-TV-Sendung schilderte er seine Erlebnisse. Sein Leben läuft wieder in gewohnten Bahnen. Er geht seinem Bastel-Hobby nach und bastelt Flugzeuge. Er war früher ein verantwortlicher Techniker der Lufthansa. Seinen Freundeskreis trifft er regelmäßig und kennt alle Namen wieder. In den Wochen nach der Behandlung sagte er, seien die *„verschütteten Lebensabschnitte"* langsam wieder an die Oberfläche gekommen.

Nach und nach erinnerte er sein ganzes Leben wieder. Praktisch war das Kurzzeitgedächtnis, das Wichtigste für seine selbstständige Lebensweise, sofort besser - und etwas mehr als dies. Damit war ja das, was die Alltagstauglichkeit betrifft, wieder okay. Die Demenz-Tests beschränken sich meist auch nur darauf. Interessant war auch für eine bessere Lebensqualität die Erinnerung an frühere Lebensabschnitte. Das macht ja einen großen Teil des Lebens, unseres Weges, aus.

Eine Lehre für uns war ein wiederholtes Mal:

> Alzheimer hat ursächlich nichts mit dem Alter zu
> tun. Nervenzellen wachsen in jedem Alter. Sonst
> könnte sich ja keiner die gesamten Ereignisse des
> Tages merken.

Ist dieses sensationelle Ergebnis reproduzierbar?

Meine Neugier und Beobachtungsgabe wuchsen. Bei jedem Alzheimer-Patienten war ich aufgeregt, ob es wieder so ein Erfolg würde oder nicht.

Eine 48-jährige Patientin, Frau D., kam mit ihrer Freundin, mit der sie zusammen in einer Wohnung wohnte. Sie hatte auf einer Frühchen-Station viele Jahre in Schichtarbeit verbracht. Ihr Herz schlug für die betreuten Säuglinge. Aber sehr oft kamen sie nicht durch. Das war für sie, eine liebevolle Frau, ein unendliches seelisches Trauma. In ihrer Familie hatte es Fälle von Alzheimer gegeben. Offensichtlich war es eine Familie mit Alzheimer-Gen. Bei dieser frühen Form ist eine größere Anfälligkeit, bei chronischem Stress zu erkranken, zu erwarten. Frau D. berichtete zwar auch, dass sie sofort alles besser wahrnahm, und machte einen ausgesprochen frohen Eindruck nach der Behandlung. Die Freundin berichtete 8 Wochen danach: *„Es ginge besser, auf keinen Fall schlechter, aber im Haushalt war sie doch noch nicht so pfiffig, wie früher."* Aus einem Fall kann man zwar noch nichts verallgemeinern, aber ich bin vorsichtiger mit meinen Erwartungen bei einer erblichen Alzheimer-Erkrankung. Etwas besser ist zwar schon ein Riesenerfolg. Ich sollte wohl etwas gelassener herangehen. Frau D. hat mir in den folgenden Wochen laufend WhatsApps geschickt. Das hatte sie vorher nicht gekonnt. Dem Test nach war es eine mittlere Demenz. Ich brauche mehr Informationen über den weiteren Verlauf. Möglicherweise dauert es so lange wie bei Frau F. Es sind erst 7 Monate seit der Behandlung vergangen.

Alle anderen in diesem Jahr behandelten Patienten berichteten sehr ähnlich von ihren Genesungsprozessen wie Herr E.

Frau H. machte beim Test einen äußerst nervösen Eindruck. So schlecht fiel er dann auch aus: Mittlere Demenz. Am Tag nach der Behandlung war sie auffallend ruhig und bot nur noch leichte Demenz. Aus den Schilderungen ihres Ehemannes geht Begeisterung hervor. Sie sei ruhiger und alte Erinnerungen kommen langsam zurück. Die Behandlung erfolgte vor 3 Monaten. Die Wahrnehmung war wieder viel besser als vorher.

Ein Patient aus Minsk, Herr M. (66) kam mit seiner Tochter. Sie lebte in Deutschland und konnte gut übersetzen, so dass wir den Test mit Dolmetschen durchführen konnten. Vor der Behandlung: Schwere Demenz. MMSE 6 Punkte, Uhrzeichnen war völlig unmöglich. Gegenstände konnten nicht mit Namen benannt werden. Nach der Behandlung betrachtete er ein Gemälde ganz interessiert, erfreute sich an den Farben und erkannte die aufgehende Sonne, die Bäume, die Berge auf dem Bild. Die Tochter war überglücklich: *„Er interessiert sich wieder für etwas!"* Sieben Tage später war der Test auf 9 etwas gestiegen. Seine Ehefrau berichtete über eine bessere Alltagstauglichkeit. Er erinnere sich an Erlebnisse vom Tag davor und mitunter auch an frühere Erlebnisse. Das war für das Ehepaar wichtig, denn die gemeinsame Lebensgeschichte verbindet und ist bei langjährigen Beziehungen das Schöne.

Ein weiterer 65-jähriger Patient, von der Tochter begleitet, redete zwar viel, aber nicht, was wirklich dort hingehörte. Psychiater sagen dazu: **nicht situationsadäquat**. Es war auch völlig unzusammenhängend. Der Test fiel mit einem Wert einer mittleren Demenz aus. Er versuchte die Demenz zu überspielen, was aber nicht gelang. Am nächsten Tag schnitt er mit 28 Punkten gerade als nicht mehr dement ab. Der Test von vorher und nachher wurde als Video aufgenommen. Es ist sehr lang und wir wollen es deshalb nur für wissenschaftliche Zwecke verwenden, obwohl es eindrucksvoll den Unterschied von vorher und nachher beweist. Wieder geschah es, dass die Tochter wesentlich ausführlicher über seine Zunahme kognitiver Funktionen berichten konnte. Er sei aufgeschlossen, interessiert und *„in die Welt eingeklickt"*, wie es auch Frau K. erklärte hatte. Das haben auch alle anderen Partner der Patienten so berichtet. Der Betroffene ist wieder *„präsent"*.

Auch bei Frau H. (76) kam es ebenfalls zu einer signifikanten Verbesserung des Demenztestes. Nach 3 Monaten berichtet der Ehemann darüber, dass sie wieder präsent ist. Das zeigt sich darin, dass sie gut und fleißig kocht, den Haushalt in Ordnung hält und auch im Garten alles in Schuss hält. Er ist sehr zufrieden und recht glücklich, aber die früheren Erinnerungen seien nur ab und zu abrufbar. Darauf wartet er jetzt 3 Monate nach der Behandlung noch. Die Verbindung vom *„jetzt und hier"* zu früher lässt noch auf sich warten. Er sagt, scheinbar geht es nicht bei jedem so schnell, wie bei Herrn K. oder Herrn E. Das wird wohl so sein.

Die Frage der Langzeitwirkung wird immer wieder gestellt. *"Wenn das so schnell bei Alzheimer hilft, wird es dann auch anhalten oder sind es nur einfach "luzide Momente?"*

Dazu telefonierte ich soeben mit Frau H. und ihrem Ehemann. Ich fragte, wie es ihr jetzt geht. *"Der Neurologe testete mich und stellte wider Erwarten 6 Punkte mehr im MMSE fest. Er sagte, dass er mir Pflegegeld verschaffen wolle."* Aber so geht das nicht. Sie sagte ihm: *"Wie kommen Sie denn darauf. Ich bin doch niemals ein Pflegefall."* Der Ehemann bestätigte das. Der Neurologe wollte unbedingt noch ein Medikament verschreiben. Die Familie H. lachte den Neurologen aus.

Zusammenfassend kann gesagt werden: Die Erfolge sind schneller, stärker und sichtbarer als bei Parkinson. Die Berichte aller Patienten decken sich in Vielem. Besonders auffallend sind die verbesserte Aufmerksamkeit, die Wachsamkeit und das erneut vorhandene Interesse für die Gegenwart. Alte Erinnerungen, wie sie bei Herrn E., Herrn K. und den meisten Patienten wiederkamen, lassen bei anderen Patienten noch auf sich warten. Wir werden sehen, wie es weiter geht. Hier lauern überall noch Forschungsaufgaben, die es zu klären gilt.

Alles in Allem widerspricht es aber dem hässlichen Dogma:
„Alzheimer ist unheilbar." **Nur wer das glaubt, ist wirklich unheilbar.**

Weniger gut sieht es bei zusätzlichen
Gehirnkrankheiten aus:

Eine starke Bremse scheint die *Arteriosklerose*, also die vaskuläre Demenz, zu sein.

Es leuchtet ein: Wo keine Blutversorgung ist, kann auch nicht so schnell etwas regenerieren. Um eine Prognose vor der Behandlung zu entwerfen, wie groß der zu erwartende Erfolg sein wird, muss ein MRT des Kopfes (ein Kernspintomogramm) durchgeführt werden.

Ich möchte die Möglichkeiten der Therapiehindernisse noch etwas weiter fassen. Allerdings kann es eigentlich fast immer vor der Behandlung mit Hilfe des MRT abgeklärt werden. Dort, wo abgestorbenes Gewebe im Wege ist, kann sich nichts regenerieren, d.h. auch keine Nervenzellen oder synaptische Verbindungen wachsen.

DER LIEBE GOTT SCHICKT BOTSCHAFTEN

Vor einem Jahr rief mich die Tochter einer Demenz-Patientin an: „Meine Mama hat Demenz. Sie wird schon von meiner Schwester gepflegt." Diese Tochter beeindruckte mich, sie hatte das Herz auf der Zunge. Man hörte die absolute Ehrlichkeit und die grenzenlos Liebe zu ihrer Mutter heraus.

Aber Mama wusste nicht mehr, wo sie war, nicht mehr wo der Papierkorb ist, nicht mehr welches Jahr wir haben. Sie wusste noch ihren Vornamen und erkannte ihre Tochter. Im MRT sah ich mit Schrecken: „*Mikroangiopathie mit enzephalomalazischen Herden*", also *vaskuläre Demenz*. „*O je*", sagte ich, „*das könnte ein Therapie-Hindernis sein.*" Aber da die Mikroimplantate nicht schaden können, wollten wir es nicht unversucht lassen. Mein Spruch aus dem Lied der Gruppe Queen gilt für immer: „*We are the champions, my friends, and we'll keep on fighting till the end*" - „*Wir kämpfen bis zum Ende*". Das Ende kann nur der Tod oder der Wille des Patienten, aufzugeben, sein. Ich bleibe mit allen „*Ewigen-Nadel-Freunden*" bis ans Ende oder natürlich viel lieber im normalen Glücksfall der Wiedergenesung in Verbindung. Wir bleiben alle Freunde bis ans Ende. Man nennt das „*Nachbetreuung*".

Für einen Moment flammte Hoffnung auf. Mama suchte den Papierkorb für etwas Müll. Das war nur unmittelbar nach den Nadeln. Dann kam wieder finstere Nacht. In den Monaten darauf schwanden das Gedächtnis, die Orientierung und die Situationswahrnehmung, wie üblich bei Demenz. Ich blieb mit der Familie in Verbindung. Mama musste ins Pflegeheim. Es half nichts. Kummer und Tränen ohne Ende. Es war eine so liebe Frau gewesen. Ich besuchte sie im Pflegeheim. Die materielle Ausstattung war schön. Da war auch ein toller Kollege, der die Ansicht vertrat: „*Wir sedieren die Patienten nicht mehr als nötig. Wir wollen ihnen so lange wie möglich ein menschenwürdiges Dasein geben.*"

Doch das Personal wechselte oft. Die so wichtigen menschlichen Verbindungen, die uns alle vor Alzheimer schützen können, waren ständig abgerissen. Nach ein paar Monaten, am 30. Oktober 2017, erkannte Mama ihre Tochter nicht mehr. Fummelte und hantierte ohne jede Zielgerichtetheit herum.

Leid ohne Ende. Es war die Botschaft Gottes für mich. Sie lautet:

> „Tu alles in Deinen Kräften stehende, um solch ein
> Leid zu verhindern!"

Hält die Wirkung an?

Eine häufig gestellte Frage ist die Frage nach der Dauer des Effektes. Von Anfang an war ich optimistisch in dieser Beziehung, weil ich 12 Jahre nach der Behandlung Parkinson-Patienten interviewte und überraschend positive Antworten erhielt. Also war mein Gedanke: *Wenn es bei Parkinson anhält, sollte es bei Alzheimer auch anhalten.*

Sehr oft telefoniere ich mit Herrn E. und seiner Tochter. Er und sie sind rund um glücklich. Er nimmt am Leben teil und erinnert sich wie selbstverständlich an viele Einzelheiten seines früheren Lebens.

Am 30. Oktober 2017 telefonierte ich mit Herrn K., der in Mexiko lebt. Zuerst hatte ich seine Frau am Telefon. Er sei auf der anderen Leitung. Rufe aber gleich zurück. Sie schilderte erneut, wie er wieder am Leben teilnimmt. Das vor der Behandlung *„abhanden"* gekommene Spanisch war wieder voll da. Er spricht sehr viel mit den Mexikanern dort und engagiert sich sozial. Er spricht wie selbstverständlich über alle im Leben vor der Erkrankung aufgetretenen Erlebnisse. Die Freunde staunen, dass er über Ereignisse so genau berichtet, wie sie selbst nicht mehr in Erinnerung hatten. Die Behandlung ist jetzt 6 Monate her. Kurz vor Weihnachten rief Herr K. aus Mexiko an: *„Hallo Herr Doktor, ich bin weiter so fit. Mein Spanisch ist auch wieder so wie vor der Krankheit. Tausend Dank dafür."*

So sind bei allen, auch nach Monaten, die Antworten. Herr M., Herr R., Herr W., Frau A. und andere berichten alles das Gleiche: **Alle sind rundum glücklich.**

Was waren die Auslöser der Alzheimer-Erkrankung?

Diese Frage möchte ich nur allgemein beantworten. Wenn ich das konkret tun würde, würde kein Auge trocken bleiben. Es ist einfach grausig, welche schlimmen Erlebnisse Menschen in ihrem Leben mitunter erleiden müssen:

Ganz furchtbare Traumen sind:

Tod des Kindes, Tod eines unendlich geliebten Ehepartners, Zusammenbruch eines Lebenswerkes, Vereinsamung und das Gefühl, nicht mehr gebraucht zu werden...

Extremer Dauerstress in jeder Form mit abnehmender Stresstoleranz und Zunahme der Kortisol-Ausschüttung. Damit kommen wir zu einigen wichtigen Punkten der pathologischen Mechanismen.

Einige wichtige Mechanismen im Gehirn bei der Entstehung der Alzheimer-Krankheit.

Seit 1953, als sich ein neurochirurgischer Zwischenfall ereignete, konzentrierte sich die Welt der Gehirnforscher auf den „*Hippocampus*".

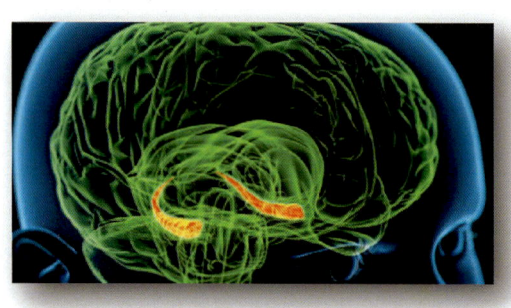

Abbildung 4: in der Abbildung sieht man gelb-orange markiert die zum Archi-Kortex *(Ur-Großhirn-rinde)* gehörenden Hippocampi. Das Wort Hippocampus kommt aus dem Griechischen und heißt so viel wie „*Seepferdchen*".

Abbildung 4: Hippocampus

32

Bei einem Epilepsie-Patienten war der Erregungsherd im *Hippocampus*. Man entfernte Teile davon und der Patient konnte sich seitdem an keinen Tag davor mehr erinnern. Sein Gedächtnis reichte nur dafür, Erlebnisse für wenige Minuten zu speichern. Es war zwar kein Alzheimer-Fall, wie die heute verbreitete Form, aber der Zusammenhang zum Gedächtnis war gerechtfertigt. Es war sinnvoll, dass sich die Forschung hierauf konzentrierte.

Wesentliche Punkte der Alzheimer-Entstehung sind im Blockschalt-Bild der folgenden Abbildung zu sehen:

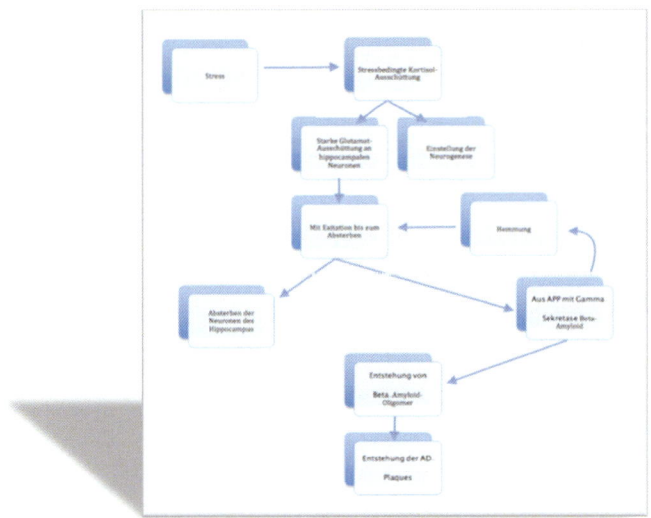

Abbildung 5: Alzheimer-Entstehung

Abbildung 5: In der Abbildung sieht man einige wesentliche Aspekte der Entstehung von Alzheimer. Ausgangspunkt ist der Stress. Folge ist die Stresshormon-Ausschüttung, betont wird in der Literatur das Stresshormon Kortisol. Das führt als Alarm-Hormon zur Erregung der hippocampalen Zellen über eine starke Glutamat-Ausschüttung. Durch Übererregung und nicht ausreichende Energie-Bereitstellung können Zellen absterben. Neue werden im Alarm-Zustand nicht gebildet. In lebensbedrohlichen Situationen wäre das ein nicht notwendiger Luxus. Beta-Amyloid ist die natürliche Bremse der Erregung. Bei chronischen Stress wird davon so viel gebildet, dass die Moleküle verkleben. Das kann zu einer Ketten-Reaktion der Verklebung fehlen und damit fehlte der Schutzstoff und die Übererregung tötet erst recht Nervenzellen. Verklumpung des Beta-Amyloids zu im Mikroskop sichtbaren

„*Plaques*" schaden laut neuen Erkenntnissen jedoch nicht. Sie sind ebenso bei geistig gesunden als „*senile Plaques*" vorhanden.

Eingriffe an diesen Pathomechanismen mit Pharmaka blieben bisher erfolglos. Allerdings wurde dadurch klar, wie es eben nicht funktioniert. Die Wege der wissenschaftlichen Erkenntnis sind selten geradlinig.

Was können wir aus diesen Informationen und einigem bekannten Wissen für die Praxis ableiten?

Vor mehr als 10 000 Jahren lebten die Menschen noch in der Gesellschaft der „*Jäger und Sammler*" und besser auch Fischer. Diese Erbanlagen hatten sich innerhalb von ca. 4 Millionen Jahren herausgebildet. Der Mensch lebte mit wilden Tieren wie dem Säbel-Zahn-Tiger. Ein Kampf mit wilden Tieren war sinnvoller Weise mit Stress-Hormon-Ausschüttung verbunden. Absolute Aufmerksamkeit und Konzentration durch Stress-Hormon-Ausschüttung mit sinnvoller maximaler Erregung der Nervenzellen mit zu verschmerzendem Verlust einiger Nervenzellen gingen mit extremen körperlichen Beanspruchungen im Kampf um Leben oder Tod einher. Körperliche Anstrengungen bauen nicht nur Stress-Hormone sofort ab, sondern sorgen nach neueren Forschungen auch für die Steigerung der sogenannten „*adulten Neurogenese*" *(der Nervenzell-Neubildung bei Erwachsenen, Nachgewiesen von Erikson 1998).*

Heute haben die Menschen ein bewegungsarmes, aber trotzdem stressreiches Leben. Die Stress-Hormone bleiben im Körper, wenn sich der Durchschnittsmensch nach dem stressreichen Tag nur vor dem Fernseher ausruht. Es gibt die gesunde Alternative, nach dem Tagewerk zu laufen, ins Fitnessstudio zu gehen oder in der Schwimmhalle zu schwimmen. So könnte man die noch gespeicherten Stresshormone abbauen. Gut ist es, dass das schon einige Leute tun. Schade ist es, wenn man einfach keine Zeit für Sport findet. Auf Reisen kann man auch einen leichten Gummi-Expander mitführen, um wenigstens einigermaßen vor dem Muskelschwund sicher zu sein. So halte ich es jedenfalls.

Was haben die Ur-Menschen gegessen und was essen wir?

Nicht immer gab es etwas zu essen. Dafür war für Bewegung gesorgt, um doch etwas zu erjagen. Fasten war angesagt. Viele von uns haben sich schon von der körperlich und psychisch reinigenden Fasten-Aktion mit reichlich Wasser und viel Bewegung befasst.

Das Fasten lässt unter anderem die Glykogen-Speicher leer werden. Glukose entsteht nur aus den sogenannten glucoplastischen Aminosäuren. Stresshormone, wie Glucagon u.a. halten den Zuckerspiegel aufrecht. Sie müssen gerade beim Fasten, so paradox es klingt, abgebaut werde. Das erfolgt mit Sport. Sonst bin ich ohne Essen gereizt. Insulin wird im Fastenzustand kaum gebraucht. **Das ist Vorbeugung gegen Insulinresistenz.** Diese ist ebenso **Mitursache für Alzheimer,** wenn das Gehirn nicht auf kohlenhydratarme Kost, also sogenannte *Ketonkörper, Fettabbau-Produkte,* umgestellt ist. Ketonkörper liefern den Nervenzellen viel kontinuierliche Energie, die bei Erregung der Nervenzellen unbedingt nötig ist, damit sie nicht so schnell absterben. Ur-Menschen aßen kaum Kohlenhydrate. Es gab keinen Bäcker um die Ecke und auch keine Kartoffeln, schon gar nicht Kuchen und Süßigkeiten.

Wenn man sich über das alles immer wieder informiert, vergeht einem der *„süße Zahn".* Nach einer Fastenkur von vielleicht nur einem Tag oder nach dem Teilfasten, also Weglassen einer Mahlzeit, schmeckt auch Gemüse so gut wie Kuchen. Was Sie nach dem Fasten zuerst essen, schmeckt auch später. So kann man seinen Geschmack umstellen. Viel Gemüse macht das Blut basischer. Das ist gegen fast alle Krankheiten gut.

Zucker ist die einzige Nahrung, die Krebszellen vertragen. Geben Sie Krebs keine Chance.

Zucker macht Diabetes, weil der „*Schlüssel*" für den Eintritt des Zuckers in die Zelle, das Insulin „*abnutzt*" und damit unbrauchbar ist. Die nicht auf Keton-Körper umgestellten Zellen verhungern.

Zucker und andere Kohlenhydrate werden in der Leber zu LDL-Cholesterin umgebaut. Die Verklebung der Arterien mit den aus LDL-Cholesterin bestehenden Plaques mit den Folgen Herzinfarkt, vaskuläre Demenz, Schaufenster-Krankheit und anderen meist in Richtung Tod weisenden Krankheiten, lassen herzlich grüßen. Das soll „*schwarzer Humor*" sein. Nehmen Sie das mir nicht übel. Aber ich kämpfe für die Gesundheit der Menschen.

Zahlreiche Wissenschaftler und Archäologen kamen durch Ausgrabungen in Kenia in der Nähe vom Meer zu dem Schluss:

Die in der Phylogenese stattgefundene „Gehirn-Explosion" beim Menschen war Resultat der fischreichen und meeresfrüchtereichen, vielleicht auch algenreichen Ernährung. Die im Fisch enthaltenen Omega-3-Fettsäuren sind ja auch Bestandteil der Nervenzellmembran. Ohne Omega-3-Fettsäuren also keine „Neurogenese", keine Neubildung von Nervenzellen. Die Ur-Menschen in Kenia wuchsen mit Kokospalmen auf. Hatten sie Hunger, kletterten sie auf eine Kokospalme. In den Kokosnüssen ist auch das heute käufliche Kokosöl enthalten, eine mittelkettige Fettsäure. Diese wird in der Leber schnell in Keton-Körper für die Nervenzellen umgewandelt. Von Angehörigen von Patienten hörte ich schon vor mehreren Jahren von der Verbesserung der Gedächtnisleistung durch regelmäßigen Verzehr von Kokosöl, wenn es z.B. zum Braten benutzt wurde.

Was wäre, wenn wir alle wie die Ur-Menschen leben?

Dann wäre natürlich alles besser, denke ich. Aber es gibt Sachen, die bekommt man so einfach nicht hin. **Also müssen wir Kompromisse machen:**

*Schreibtischarbeit bleibt - Also treiben wir nach der Arbeit Sport oder wir frönen wenigstens der Bewegung, und wenn es Spaziergänge sind. Dabei können wir viel verarbeiten oder meditieren. Die Informationsflut ist ja noch ein weiterer krank machender Faktor. **Wer nimmt sich schon die Zeit, Erinnern zu üben.** Rennen wie im Hamsterrad - das ist der Mensch von heute. Machen Sie Schluss damit! Sie haben nur die eine Gesundheit. Machen Sie einen Schritt zurück zur Natur! Freuen Sie sich an ihr!*

Zu diesem Kapitel möchte ich Ihrer Phantasie freien Lauf lassen. Alles dazu kann ich nicht schreiben...

Ich hoffe, ich langweile Sie nicht, wenn ich noch etwas über das Gedächtnis und das Menschsein schreibe:

Das Gedächtnis war bereits das Thema meiner Doktor-Arbeit, die ich 1975 verteidigte und die bis heute aktuell ist. Auch wenn das damalige Hypothesen-Schema durch viele Details ergänzt wurde, stimmt es noch.

Die Neu-Großhirnrinde, der Neokortex, stand bei mir im Vordergrund. Erregungskreise musste es geben, schlussfolgerte ich. Heute steht nicht nur der Hippocampus mit seiner enormen funktionellen und strukturellen Plastizität im Vordergrund. Er ist in Erregungskreise eingebettet. In den Verschaltungen stecken die Informationen, die unser Denken, Wahrnehmen, Erinnern, Handeln usw. bestimmen. Die Verschaltungen ändern sich den ganzen Tag. Sonst könnten wir uns nicht an jede Kleinigkeit erinnern.

Das Gehirn ist (besser: wird häufig gesehen als) ein digital und analog speichernder Computer. Das gibt unzählig mehr Möglichkeiten als nur die mit dem digitalen Computer. Das Gehirn lebt und der Mensch hat auch eine Seele. Die Seele ist unendlich mehr als ein Computer. Sie steckt auch in der Aura. Energien werden empfangen und ausgesandt. Menschen sind Menschen und Technik ist Technik. Menschen können Beten, glauben, suggerieren. Menschen können Wunder vollbringen: Menschen können gute Herzen haben, aber Menschen können Teufel sein. Alles ist möglich. Das menschliche Gehirn hat mehr Freiheitsgrade. Tiere haben keinen großen Neokortex. Manchmal lieben wir die Tiere, weil sie nicht so unberechenbar sind wie die Menschen. Aber ich habe Humanmedizin studiert. Ich glaube an das Gute im Menschen. Deshalb will ich für die Menschen das Beste tun.

Ihr

Dr.med. Ulrich Werth

Valencia, den 8. März 2018

AUTOREN-KONTAKT

Dr. med. Ulrich Werth

Centro de Medicina Neuro-regenerativa S.L.
Calle Floresta 18, bajo
E-46022 Valencia, Spanien

Tel.:   +34 963 51 66 80
           +49 30 46 72 42 062

Fax: +34 963 51 03 39
Website: www.weracu.org
E-Mail: info@weracu.org

REGENERATIVE ALZHEIMER-THERAPIE (RAT)

„Die Alzheimer-Lüge – Wahrheit über eine vermeidbare Krankheit"[1,2]

Morbus Alzheimer ist die Pandemie des 21. Jahrhunderts. Rudi Assauer äußerte sich so stellvertretend für eine Viertel Million Deutsche, die im selben Jahr an Alzheimer erkrankten[1, 13].

> „Weltweit gibt es vier Millionen Neuerkrankungen jährlich, Tendenz steigend"1, 13.

1907 beschrieb Alois Alzheimer in seinem Artikel *„Über eine eigenartige Erkrankung der Hirnrinde"[1, 3]* diese scheinbar fatale Erkrankung.

Der Sprecher des Deutschen Zentrums für Neurodegenerative Erkrankungen, Christian Haass: *„Alzheimer ist ein unvermeidliches Schicksal"[4]*. **Sinngemäß lautet die Alzheimer-Lüge: *„Je älter der Mensch wird, desto eher trifft ihn dieses grausame Schicksal."*** Michael Nehls widerlegt diese Lüge in seinem Buch: *„Die Alzheimer-Lüge – Die Wahrheit über eine vermeidbare Krankheit"*, Heyne-Verlag[1].

Er analysiert alle Einflussfaktoren, die diese Krankheit vermeidbar machen. Und er stellt ein neurobiologisches Modell über die Entstehung von Alzheimer auf:

Das Wesen der Alzheimer-Krankheit ist die Abkoppelung des entwicklungsgeschichtlich ältesten Teils der Hirnrinde, des Hippocampus, vom Neokortex, also des entwicklungsgeschichtlich jungen Teiles der Großhirnrinde. Beide Teile sind über die vielleicht wichtigste Verbindung innerhalb des Gehirns, dem Tractus perforans – so der medizinische Name – verbunden (siehe Abbildung 7 und Abbildung 8).

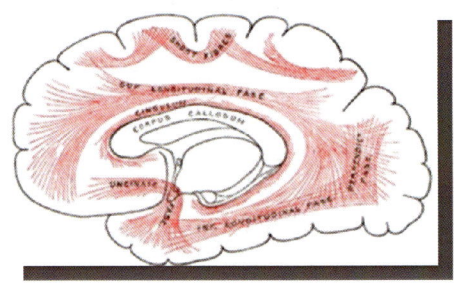

Abbildung 6: Neocortex

Abbildung 6: zeigt den Neocortex, der beim Menschen größer als bei jedem anderen Säugetier entwickelt ist. Er stellt einen nahezu unendlichen, mit dem Universum vergleichbaren Speicher, dar. Der Neocortex besteht beim Gesunden aus 100 Milliarden Nervenzellen, die wiederum jeweils 100 bis 100 000 synaptische Verbindungen mit anderen Nervenzellen besitzen. Alles ist in ständiger plastischer Veränderung.

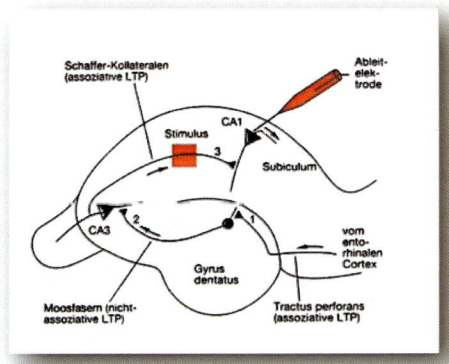

Abbildung 7: Ältester Teil der Großhirnrinde, der Hippocampus

Abbildung 7: Zeigt den entwicklungsgeschichtlich ältesten Teil der Großhirnrinde, den Hippocampus. Das ist der Teil des Gehirns, in dem täglich neue Informationen durch Änderung der Struktur, durch Neubildung synaptischer Verbindungen *(Synaptogenese[5])* und durch Neubildung von Nervenzellen *(Neurogenese[6])* aus gehirneigenen Stammzellen gespeichert werden. Dabei ist unten rechts der Anfang des erwähnten *Tractus perforans,* der die Informationen des Tages jede Nacht im Schlaf an die schier *„unendliche Festplatte" Neocortex* überträgt. So, dass er wieder für die Informationen des neuen Tages bis auf eine Kurzinformation, entsprechend *einer „Internet-Adresse"* frei wird. Unter Beachtung aller gesunden Ratschläge aus dem Buch *„Die Alzheimer-Lüge - Die Wahrheit über eine vermeidbare Krankheit"* von Michael Nehls[1] kann er sogar wachsen. Der Hippocampus ist Teil des limbischen Systems, welches für die emotionalen Bewertungen und Reaktionen bekannt ist.

Der Hippocampus ist das Hirnteil, in dem täglich neue synaptische Verbindungen zwischen den Nervenzellen *(siehe unter Suchbegriff „Synaptogenese" bei Google)* entstehen. Bei meinem ersten großen Lehrer, dem Begründer der Neurobiologie Hansjürgen Matthies, zählten wir bei den Ratten die Synapsen vor und nach dem Lernen und stellten innerhalb eines Tages eine extreme Zunahme dieser Nervenverbindungen fest. Deshalb trauten wir unseren Augen kaum, weil das nicht das ganze Leben so gehen könnte ohne, dass die Informationen irgendwo anders gespeichert würden. Die Lokalisierbarkeit der Gedächtnisinhalte blieb für uns damals noch ein großes Rätsel.

Die ebenfalls extrem schnelle Entstehung von Nervenzellen *(Neurogenese)* stellten Forscher jetzt für die Neubildung von Nervenzellen im *Hippocampus* fest *(siehe im Internet unter dem Suchbegriff „Neurogenese").*

Was ist das Geheimnis, das so etwas funktioniert?

Alle Erlebnisse des Tages hinterlassen im *Hippocampus* Spuren als Änderungen dieses komplexen Systems. Und das sind die gespeicherten Informationen dieses Tages. Was aber passiert im Schlaf? Im Schlaf werden diese Informationen über den *Tractus perforans* (siehe Abbildung 8) in den aus 100 Milliarden Nervenzellen und deren Verknüpfungen *(100 - 1.000.000 je Nervenzelle)* bestehenden nahezu unendlichen Informationsspeicher *Neocortex* überführt[1]. Also ist der *Neocortex* so zusagen unsere „*Festplatte"* und unser „*Langzeitspeicher",* in dem die Informationen des ganzen Lebens abgespeichert sind. Zurück bleibt im *Hippocampus* nur eine Kurzinformation wie eine Internet-Adresse zum Abrufen, falls die Information gebraucht wird[1]. Dadurch sind wir nach dem Aufwachen wieder aufgeschlossen für neue Informationen des neuen Tages. Ein neuer Tag, ein neues Glück.

Bei Alzheimer ist diese Verbindung, der *Tractus perforans*, gestört oder ganz und gar zerstört[1]. Die Informationen können weder vom Hippocampus in die Großhirnrinde gelangen, noch können sie abgerufen werden. Die Verbindung ist in beiden Richtungen gestört[1].

Die Großhirnrinde, an der bereits Alois Alzheimer die massiven Veränderungen beschrieb[3], bekommt keine neuen *„Aufträge"* vom Hippocampus mehr. Also sterben die Nervenzellen nach dem Prinzip **„use it or loose ist"** *(Gebrauch es oder Du verlierst es!)* ab.

Diese Theorie können Sie genauestens im Buch von Michael Nehls[1] nachlesen. Während er die Vielzahl der Einflüsse auf diese Verbindung, sowohl die schädigenden, als auch die stabilisierenden zur Alzheimer Vermeidung, aufführt und deren Mechanismen im Gehirn erklärt, geht es in seinem Buch zunächst nur um Vorbeugung. Und diese ist möglich:

Punkt 1: Alzheimer ist eine vermeidbare Erkrankung.

Es ergibt sich aus dieser Erkenntnis seines Buches die Frage Nummer 2:

Punkt 2: Könnte Alzheimer heilbar werden?

Vor mehr als 8 Monaten erlebte ich die damals 75-jährige Kolumbianerin Frau F. gemeinsam mit ihrer Tochter. Sie ist ein Fall, bei dem nach der Neuroregenerativen Alzheimer-Therapie (NAT), einer Abwandlung der bereits bekannten ABS nach Werth[7, 8, 9] unter Einbeziehung zahlreicher positiver Einflussfaktoren und Vermeidung von Alzheimer schädlichen Faktoren, eine vollständige Rückbildung von Alzheimer innerhalb von 8 Monaten erfolgte:

Situation und Symptome vor der Behandlung:

Frau F. stellte sich am 8.12.2014 und am 9.12.2014 mit ihrer Tochter vor oder besser: Sie wurde von ihrer Tochter vorgestellt. Unter der Bedingung, dass der Tochter Antworten verboten wurde, wusste sie nicht an welchem Ort sie war. Sie wusste nicht, wie alt sie war. Sie wusste nicht genau, was sie zum Frühstück gegessen hatte. Sie wusste nicht, dass sie am Vortag angereist war. Sie wusste nicht, in welchem Hotel sie geschlafen hatte. Keines der emotional wichtigen Erlebnisse der letzten Zeit war ihr in Erinnerung geblieben.

Ihre Tochter erklärte, sie habe seit einem Jahr die Diagnose „Alzheimer"[10]. Allerdings war sie schon lange vorher durch extreme Vergesslichkeit und Schwerbesinnlichkeit aufgefallen und konnte nicht mehr allein leben.

Folgende Behandlung wurde damals an zwei aufeinander folgenden Tagen durchgeführt:

1. Die Regenerative Alzheimer-Therapie (RAT) unter Verwendung einer großen Zahl von Mikroimplantaten zur Dauerstimulierung der nach den Regeln der Ohr-Akupunktur bekannten korrespondierenden Regionen vom Hippocampus, dem gesamten limbischen Systems und der Großhirnrinde, insbesondere von Parietal- (Scheitel-) und Temporalhirn gemäß Erfahrungen aus der Neurologie[10]. Das sind die bei Morbus Alzheimer zuerst betroffenen Großhirnrindenanteile. Die Existenz der korrespondierenden Regionen des gesamten Körpers und auch des Gehirns und dessen die Selbstheilung unterstützende Wirkung durch Stimulierung der korrespondierenden sind in Büchern der Ohr-Akupunktur[11] genau beschrieben. Die in einer Sitzung eingepflanzten zahlreichen Mini-Nadeln[7,8,9,12] entfalteten am ersten Tag nach der Behandlung kleine Hinweise der Zunahme der geistigen Regsamkeit.

2. Der zweite, meines Erachtens nach ebenso wichtige Punkt, waren die Instruktionen der Familie der Patientin:

Es wurde ihnen aufgetragen, täglich geistige Aufgaben auf zunächst niedrigstem Niveau zu stellen und die Richtigkeit der Antworten zu bewerten. Anfangs sollten kleine Additionsaufgaben, Subtraktionsaufgaben, das kleine Einmaleins und leichte kurzzeitige Erinnerungen abgefragt werden. Zunächst nur für den jeweiligen Tag, später auch nach Erlebnissen des Vortages. Wichtig war, dass die Aufgaben nie schwerer wurden, als dass es bei der überwiegenden Mehrheit der Antworten zu Erfolgserlebnissen kam. Als Therapie-Förderung wurde ebenfalls die gemeinsame Freude der die Patientin liebenden Familie angesehen. Die Familie schenkte der Patientin mit dem fleißigen Befolgen der Aufgaben große Achtung und aufmerksame Zuwendung. Mit der langsamen Besserung und den gemeinsam erlebten kleinen Erfolgserlebnissen stieg die Begeisterung, was die Patientin durchaus reflektierte.

Es erfolgte der Rat: Die Patientin muss eine „Lebensaufgabe", ein Hobby oder was auch immer haben und dies pflegen, sobald sie in der Lage dazu sein sollte[1].

Für die Ernährung wurde Kohlenhydrat arme Kost, viel Fisch, mediterrane Speisen mit Olivenöl (nur kalt serviert), Kokosöl auch zum Braten, Chili und Curcuma (auch als Curry) empfohlen[1].

Weiterhin wurde tägliche Bewegung wie Spazierengehen und alle leichten Dauerbelastungen angeraten, die unter anderem zu einer besseren Sauerstoff-Versorgung führt.

Ein empfohlenes Nahrungsergänzungsmittel war NADH „RAPID ENERGY" von Prof. Birkmayer, Wien, um die Sauerstoffversorgung des Gehirns ebenfalls zu verbessern.

Ausreichend Wasser pro Tag in Kombination mit 2 Kapseln Hyaktiv-Kapseln/Tag (Inhaltsstoff: Hyaluronsäure) zur besseren Wasserversorgung in den Zellen trinken.

Kaffee, wie sie ihn liebte, aber nicht mehr als 5 Tassen über den Tag verteilt. Auf einem Mal nicht mehr als 2 Tassen.

Folgende Situation fanden wir bei der Wiedervorstellung am 05.07.2015, also ca. 8 Monate später vor:

Patientin und Tochter kamen strahlend in die Praxis. Der Tochter wurden bei der erneuten Befragung jedes Sprechen und jede Reaktion verboten. Damit sollte jede Hilfe bei der Beantwortung der Fragen unterbunden werden. Der Patientin wurde verboten, die Tochter auch nur anzublicken, sondern sie sollte sich nur auf die selbstständige Beantwortung der Fragen konzentrieren.

Auf die Frage, ob und wie sie angereist war, antwortete sie: „Das gestern 1 Stunde mit dem Flugzeug." Sie hätten in einem Hotel übernachtet, dessen Namen sie wusste. Auf weitere Fragen bezüglich des gestrigen Tags konnte sie ausführlich berichten, z.B. was sie zum Abendmahl eingenommen hatte. Was sie am heutigen Tag gefrühstückt hatte, wusste sie auch. Auf die Frage, wie alt sie jetzt sei, antwortete sie, nach dem sie kurz an die Decke schaute „76". Es war richtig, weil sie inzwischen einen Geburtstag gehabt hatte. Und so ging es weiter. Die Tochter und die Familie waren überglücklich. Sie bestätigten die Verbesserung gegenüber vorher.

Als letztes wurde sie nach der Lebensaufgabe gefragt und antwortete, wie von der Familie ausführlich bestätigt: Sie beschäftige sich ausgiebig mit Handarbeit. Dieses Hobby soll sie jetzt wieder verstärkt pflegen. Ebenso käme sie die meiste Zeit des Tages auch allein zurecht. Die Familie wurde zum „Weitermachen" angehalten. Eine weitere RAT im Sinne der bei Parkinson bewährten ABS[7,8,9,12] brauchte sie nicht.

Allerdings sind noch lange nicht alle unterstützenden Möglichkeiten ausgeschöpft.

Was ist passiert?

Offensichtlich hat die Anregung der Neuro- und Synaptogenese[5,6] der für die Alzheimer-Krankheit wichtigen Hirnregionen durch Stimulierung der korrespondierenden „Punkte" nach den Regeln der ABS nach Werth[7,8,9,12], also die „Ewige-Nadel-Therapie", zu einer Rückbildung des *Morbus Alzheimer* geführt. Durch die Kombination mit den vielen von Michael Nehls als vorbeugend beschriebenen Maßnahmen[1] kann man zwar nicht sagen, was von all den Maßnahmen wohl besonders geholfen hat. Aber das ist auch gar nicht wichtig.

Wichtig ist nur, dass es überhaupt bei dieser, uns alle als
Damoklesschwert bedrohenden Erkrankung
zur Besserung gekommen ist.

Ausblick

In meiner früheren Arzt-Lebensgeschichte mit den Anfängen der Therapie mit Hilfe von Ohrmikroimplantaten (Methode: [7,8,9,12]) gab es einige wenige Beispiele von Anfangsstadien des Morbus Alzheimer, die eine Verbesserung aufwiesen, an die ich mich erinnern kann. Zu dieser Zeit konnte ich meinen Sinnen kaum glauben, wenn Angehörige begeistert darüber berichteten. Damals hatte ich die Bedeutung dieser schönen Erfahrungen nicht so wie heute begriffen. Nun bin ich entschlossen, diesen offensichtlich segensreichen Weg weiter zu gehen.

Zunächst müssen weitere Fälle mit international anerkannten Tests vor und nach der Behandlung und vor allem im Verlaufe von Monaten nach der ABS nach Werth untersucht werden. Es muss für die wissenschaftliche Auswertung vorher ein Ausschlusskriterium, bis zu welchem Test-Wert die Patienten in die Auswertung einbezogen werden sollen, festgelegt werden.

Lässt sich das Ergebnis reproduzieren, sollte eine Fallzahl von 5 - 10 Patienten mit vorher festgelegten Ein- und Ausschlusskriterien publiziert werden. Danach sollte eine kontrollierte Studie mit einer nicht behandelten Kontrollgruppe erfolgen und falls es dann noch, trotz guter Ergebnisse, Zweifel an der Wirksamkeit gibt, eine Doppel-Blind-Studie mit Votum der Ethik-Kommission mit echter und Scheinbehandlung erfolgen.

Da bei Parkinson schon mehrere Studien erfolgversprechend waren und eine Doppel-Blind-Studie in Kürze offengelegt wird, es sich dabei ebenfalls um *„Synapto- und Neurogenese"*[2,5,6,7,8,9,12] handelt, scheint dieser Weg ebenfalls erfolgversprechend. Auch wenn es sich bei Alzheimer um ganz andere Hirnregionen und Symptome handelt.

Von den bisher behandelten Alzheimer-Patienten und ihren Angehörigen kommen ständig Erfolgsmeldungen. Jetzt habe ich gerade wieder mehrere WhatsApp von Frau D. aus Lappland bekommen. Sie demonstrieren, wie gut es ihr inzwischen geht. Das heutige Telefonat mit Familie H. zeigte eindeutig: Allen, die nicht ein durch andere Krankheiten zerstörtes Gehirn, sondern "nur" Alzheimer haben, geht es durchgehend besser oder sind sogar vollständig genesen.

Das Resümee der gesammelten Erfahrungen lässt mich nicht an der bahnbrechenden Entdeckung gegen das Damoklesschwert Alzheimer zweifeln. Natürlich ist eine Doppel-Blind-Studie mit deutschen Universitäten geplant, wenn die bürokratischen Voraussetzungen dafür erfüllt sind.

Die Doppel-Blind-Studien fordert heute die Schulmedizin, deshalb werden wir der Schulmedizin diesen "Gefallen" tun. Ich halte es aber für mich persönlich ein bisschen für "Wissenschaftswahn". Denn es gibt auch anderes, was man unter Wissenschaft verstehen sollte. Die Gesellschaft ist "Medikamenten-krank". Placebo lässt sich so gut mit Doppel-blinden Studien bei Medikamenten-Testung machen. Deshalb ist der "Doppel-Blind-Studien-Drang zu einer Monomanie geworden.

Sie, liebe Leser, müssen ja diesen Wissenschaftswahn nicht mitmachen. Sie sind frei in Ihrer Entscheidung. Wenn Sie sich oder Ihren Angehörigen ein grausames Schicksal ersparen, aber dafür ein sinnvolles Leben ermöglichen wollen, glauben Sie das, was ich glaube: Die Therapie funktioniert bei allen echten Alzheimer-Kranken, das sind ca. 60% der Demenzkranken. Deshalb sind diese hier geschilderten Erfahrungen ein Highlight der Medizin.

Wir haben die Möglichkeit der Erlösung von Millionen von Menschen von einer schrecklichen Qual als Pflegefall und vorzeitigem Tod.

Wachen Sie auf! Es gibt noch Fügungen des Glücks. Wir müssen sie nur wahrnehmen und dem Universum danken.

Ein Patient mit Alzheimer-Demenz in äußerst fortgeschrittenen Stadium. Es geht immer weiter, immer weiter... Die wahre Geschichte um die Entdeckung der Alzheimer-Therapie fängt erst an.

Lesen Sie hier den Bericht der Tochter eines schwer dementen Alzheimer-Patienten:

Die Ewige Nadel: Patientenbericht einer Demenz

Mein Vater, 84 Jahre alt, begann vor ca. neun Jahren an Alzheimer- Demenz zu erkranken. Trotz der gängigen Medikation in Form von Pflastern hat er das Stadium einer schweren Demenz erreicht. Körperlich und sensorisch ist er kerngesund. Geistig ist er abwesend, sein Blick schaut ins Leere, seine Orientierung beschränkt sich auf die altbekannten Trampelpfade, sein Langzeitgedächtnis, aus dem eine Zeit lang uralte Geschichten heraussprudelten, hat ihn im letzten Jahr auch im Stich gelassen. Das Kurzzeitgedächtnis ist inzwischen kaum mehr vorhanden. Wenn er etwas sagen will, hat er Schwierigkeiten sich zu artikulieren. Mental bekommt er alles mit, aber auch wenn er sich bemüht, hat er nicht mehr die Möglichkeit sich sprachlich zu äußern, weil ihm die Worte fehlen. Dessen ist er sich voll bewusst und die Ohnmacht, die er dabei verspürt, deprimiert ihn zutiefst. Aus dem aktiven und lebhaften, kreativen und sehr gesprächigen Mann mit einem immensen abrufbaren Wissen ist ein sehr ruhiger und in sich gekehrter Mensch geworden, der kaum spricht und keinen Antrieb mehr zu haben scheint. Trotz all dem hat er zu seiner Umgebung und besonders zu denen ihm nahe stehenden Personen einen sehr guten emotionalen Bezug und Zugang.

Vor über einem Jahr habe ich bei Youtube ein Interview mit Dr. Ulrich Werth über seine Behandlungsmethode mit der „Ewigen Nadel" gesehen, fand es interessant und wollte mich damit näher befassen. Dies tat ich erst im Januar 2018. Nach einem kurzen Familienrat, weil Papa nichts mehr zu verlieren hatte, haben wir einige Tage später in der Praxis von Dr. Werth in Valencia einen Termin für den 22.02. Februar ausgemacht, zu dem meine Mutter und ich Papa begleitet haben.

Dr. Werth hat die Schwere der Demenz bestätigt und vorgeschlagen, die Anzahl der sonst üblichen Menge an Nadeln zu erhöhen. Er hat uns darüber informiert, dass Papa sein dementester Patient ist und hat gemeint, dass an einer Spontanheilung nicht zu denken sei, sondern dass es Monate dauern würde bis er sein Gedächtnis wiedererlangt. Wir waren uns einig: Besser später als nie!

Dr. Werth hat uns über eine weitere mögliche Unterstützung informiert, die des Heilers Stefanos Iakovidis, mit dem er bei anderen Behandlungen sehr positive Ergebnisse verzeichnen konnte. Da wir für alternative Heilungs-methoden aufgeschlossen sind, haben wir zugesagt, dass Stefanos sich mit seiner Heilenergie an der Auflösung der Demenz beteiligt.

Dr. Werth hat Papa in beide Ohren insgesamt 139 Nadeln eingepflanzt. Als er mit ihm 20 Minuten später aus dem Behandlungszimmer kam, war ich etwas irritiert, weil Papas Blick sich geändert hatte. Er war wacher und durchdringender. Mutter hat meine Beobachtung ausgesprochen. Dr. Werth hat uns erklärt, dass es sich um ein Sekunden-Phänomen handelt. Im Sprechzimmer hat Dr. Werth Papa einfache Fragen zur Person gestellt, die dieser nur z.T. beantworten konnte. Dr. Werth zeigte ihm daraufhin zwei Bilder an der Wand, die er beschreiben sollte. Nach kurzem Überlegen tat er das und er hat nicht nur die Gegenstände beschrieben, sondern auch die Farben genannt. Er nahm allmählich mit seiner Umwelt Kontakt auf.

Diese Beobachtung hat sich im Laufe des Tages und am nächsten Tag bestätigt. Beim Demenz-Test, den er 24 Stunden nach der Behandlung machte, erhöhte sich die Punktezahl von den anfänglich knapp sechs Punkten auf zehn Punkte. Er war nun in der Lage, eine Uhr mit einem Zeiger zu zeichnen.

Mutter und ich haben jede Regung des Vaters unter die Lupe genommen. Stündlich gab es eine neue Entwicklung. Zusammengefasst lassen sich Veränderungen in folgenden Gebieten beschreiben:

Gedächtnis- und Erinnerungsvermögen:

Mit großer Freude stellen wir fest, dass die Leere, die die Demenz in Papas Gehirn ausgelöst hat, zurückweicht. Seine kognitiven und motorischen Fähigkeiten sowie der Orientierungssinn kehren allmählich zurück. Er ist wieder in der Lage und willens zu reflektieren, mit seiner Umwelt zu kommunizieren und seine Bedürfnisse mitzuteilen. Die Fortschritte sind täglich feststellbar.

Wahrnehmung und Orientierung:

Papa hat schon wenige Stunden nach der Behandlung begonnen, sich für seine Umwelt zu interessieren. Sein Blick bewegte sich in alle Richtungen, er erinnerte mich an einen Jagdhund, der Witterung aufnimmt. Als ich ihn immer wieder fragte, ob er wüsste, wo wir sind, hat er das mehrmals verneint, zwischendurch jedoch hat er ganz überrascht gesagt, das könne nicht sein, weil er sich nicht erinnern könne, wie wir nach Spanien gekommen seien. Er begann über das, was er hörte, zu reflektieren.

Ab dem dritten und vierten Tag war er nach dem Aufwachen nicht mehr orientierungslos, sondern er kann nun artikulieren, dass er aufstehen will, um ins Bad zu gehen.

Am Frühstückstisch des zweiten Tages sah er eine sehr große Frau vor sich und teilte mir gleichzeitig sein Erstaunen darüber mit.

Wir sind einen Weg gegangen und über den Parallelweg zurückgekehrt. Der alte Weg war sichtbar, er hat vorgeschlagen, dass wir den Weg wieder gehen, den wir vorher gelaufen waren. Gedächtnis und Orientierung melden sich!

In den letzten Monaten wusste er nicht mehr, was er mit der Zahnbürste anfangen soll. Am zweiten Abend hat er selbstständig die Zahnbürste in den Zahnbecher gestellt. Er kann wieder auf etwas fokussieren und Bewegungsabläufe koordinieren.

Und der absolute Hammer: Im Bad des Hotels gab es ein Telefon, das an der Wand angeschraubt war. Die Schnur war verdreht, er sieht sie, nimmt sie wahr, hebt den Hörer hoch, dreht die Schnur gerade und legt wieder den Hörer in die Muschel! Der alte Ordnungssinn lässt wieder grüßen...

Willens- Wunsch- und Gefühlsäußerung:

Papa vermittelt den Eindruck, dass durch das Erwachen der Wahrnehmung auch seine Fähigkeit zurückkehrt, Willen und Wünsche zu äußern. Am zweiten Tag hat er uns erklärt, dass er nicht am Strand spazieren wollte, weil er keine Lust hatte, die Schuhe voll Sand zu bekommen. Er reagiert auf Kälte und Wärme und äußert Bedürfnisse, wie zu trinken oder zu schlafen. Heute hat er meiner Mutter verkündet, dass es ihm langweilig ist. Sie hat ihn mit Arbeit in der Küche versorgt und er hat alles richtig ausgeführt.

Sprache:

Nach der Behandlung beim Spaziergang in der Altstadt von Valencia hat er ein hohes Gebäude angeschaut und aus eigenem Antrieb hat er in einem vollständigen, korrekten Satz ausgesprochen, dass er es schön findet. Die Aussprache war klar und die Stimme fest. Nach zwei Tagen spricht er aus eigenem Antrieb in ganzen, syntaktisch wohlgeformten Sätzen und setzt die Wortarten richtig ein. Dies noch nicht durchgehend, er sucht oft das richtige Wort, das er mit unverständlichen und unklaren Lauten wiederzugeben versucht. Er übernimmt die Initiative, das richtige Wort zu finden.

Immer wieder zeigen wir ihm Gegenstände, die er benennen soll. Noch fallen ihm Substantive nicht ein, die Gegenstände umschreibt er. Das Abrufen eines Begriffes klappt noch nicht. Wenn man ihm aber innerhalb von einer oder zwei Minuten einen Gegenstand benannt hat und er ihn wederholt hat, konnte er ihn zu einem späteren Zeitpunkt bei nochmaligem Vorzeigen (Tomate, Birne, Teller) benennen.

Mama hat ihm auf der Straße etwas auf Französisch gefragt und er hat er ihr auf Französisch geantwortet. Das Switchen von Deutsch auf Griechisch und vice-versa klappt ohne Probleme. Englisch haben wir noch nicht ausprobiert. Es dürfte aber auch nicht problematisch sein, zumal er immer wieder aus eigenem Antrieb spanische Wörter richtig gelesen und ausgesprochen hat (Grundkenntnisse sind vorhanden). Die Übersetzung eines Wortes von einer Sprache in die andere klappt noch nicht, weil er sich nicht an die Begriffe erinnern kann.

Zahlen:

Wir haben Papa rechnen lassen. Er hat von 1 bis 50 flüssig und fehlerlos gezählt. Das Addieren mit niedrigen Zahlen hat auf Anhieb sehr gut geklappt. Danach auch mit höheren Zahlen. Das Subtrahieren war auch nicht sofort abrufbar. Aber auch das konnte er bald wieder. Wir haben nach einiger Zeit beides wiederholt und das Addieren war noch präsent. Dann haben wir multipliziert. Niedrige Zahlen waren nicht schwer, mit höheren hat er es im Laufe des Tages geschafft, er hat das 1x1 abrufen können. Schwierigkeiten bereitet ihm das Dividieren. Das kann er noch nicht.

Farben:

Die Primärfarben blau, grün, rot, weiß und schwarz konnte er auf Anhieb benennen. Orange, Gelb und Bordeaux-Rot sind ihm nicht präsent.

In den knapp sieben Tagen ist mir aufgefallen, dass die Fähigkeiten, die anthropologisch zuerst erworben und die zuletzt vergessen werden, auch zuerst zurückkehren. Die niedrigen Zahlen können zuerst abgerufen werden, weil sie zuerst erworben wurden, das Addieren ist vor dem Subtrahieren präsent und ganz zuletzt wird (hoffentlich!) das Dividieren wieder möglich sein. Die Primärfarben sind schon abrufbar, die Sekundärfarben werden wohl später wieder benannt werden können. Es ist zu vermuten, dass analog dazu zuerst die Nennung von Gegenständen wieder kognitiv präsent sein wird und später die von abstrakten Begriffen. Das Kurzzeitgedächtnis, das Papa zuletzt verloren hat, kehrt als erstes nach und nach zurück, vom Langzeitgedächtnis tauchen sehr alte Erinnerungen wieder auf. Das Zeitgefühl ist noch nicht vorhanden.

Zusammenfassend stelle ich fest, dass Papa innerhalb der einen Woche seit der Behandlung große Fortschritte gemacht hat. Er überrascht uns täglich mit einem neuen Verhalten, einer neuen Leistung, die wir für endgültig verloren hielten. Sieben Tage nach der Behandlung sind wir noch am Anfang des hoffentlich nicht allzu langen Weges. Wir hoffen, dass das Vergessen am Ende nur noch als Erinnerung präsent sein wird.

Dr. Werths „Ewige Nadel" eröffnet mit der Behandlung von Demenz nicht nur neue Wege und Möglichkeiten u.a. für die Kognitions- und Gedächtnisforschung, sondern das wichtigste ist, dass sie ein Instrument ist, Menschen ihr Gedächtnis und Erinnerungsvermögen und damit ihre Identität zurückzugeben. Sie eröffnet die Möglichkeit, wieder ein selbstbestimmtes Leben zu führen. Und es ist zu hoffen, auch ein Leben in vollem Bewusstsein.

In jedem Fall sind wir als Familie Herrn Dr. Werth ewig dankbar, dass sich durch die Behandlung mit der „Ewigen Nadel" bei Papa die Tür zu seiner neuen-alten Welt geöffnet hat. Auch wenn sie nur ein Spalt offen bleiben sollte, seine Lebensqualität wird unermesslich besser sein als in der Dunkelheit des Vergessens.

München, den 1. März 2018

Dr. A. G.

P.S. Papa hat mich heute angerufen und mich gefragt, wann ich wieder nach Hause komme…

Gedanken nach der Behandlung
von Herrn G.

Dr. A. G., die Tochter eines von Alzheimer betroffenen Patienten, schildert die Situation brillant.

Ich selbst saß recht ratlos hinter meinem Schreibtisch. Beim Test musste ich mich sehr intensiv bemühen, ab und zu ein Wort von ihm herauszubekommen. Auch die Handlungen auf Aufforderung misslangen meistens. Wie seine Tochter auch berichtet, konnte er weder ganze Sätze sprechen noch Handlungen bis zum Ende ausführen. Herr G. blickte mich nur treu und hilflos an.

Aber dann, nach der Behandlung, sah er erstmals die an der Wand hängenden Landschaftsbilder. Da war ein erstes Interesse mit gerichteter Aufmerksamkeit für die Umwelt. Am nächsten Tag konnte ich an seinem Minenspiel und Ausdruck die wieder eingetretene emotionale Erlebnisfähigkeit erkennen. Die Aufnahme, Verarbeitung und Abgabe von Informationen in sprachlicher und/oder Handlungsform hatte wieder begonnen, wenn auch mitunter nur sporadisch. Ja, das war mein schwerster Alzheimer-Fall bisher. Ich habe mir abgewöhnt zu sagen: „Nie" oder „Das geht nicht". Weil ich offen bin für scheinbar Unmögliches wird wenigstens ein Teil oder doch fast alles Wirklichkeit. Ich habe alle Denkblockaden, soweit es mir bisher möglich war, über Bord geworfen. Und ich werfe weiter Denkblockaden über Bord, wenn ich sie an mir bemerke.

Nach meinem letzten Telefonat mit Dr. A. G. geht es so weiter: Die geistigen Funktionen sind weiter im Kommen. Eines Tages wird sich Herr G. auch daran erinnern, wie es war, als er sich nicht mehr erinnern konnte. So wie es bei Herrn K. bereits nach 24 Stunden eintrat. Dieser hatte eine mittlere Demenz mit 15 von 30 erreichbaren Punkten vor der Behandlung. Und 24 Stunden danach mit 30 eine volle Punktzahl, besser als die Durchschnittsmenschen.

Zweifelsfrei werden die in diesem Buch geschilderten und die zukünftigen Patienten-Schicksale die Aufmerksamkeit nicht nur betroffener Familien, sondern auch das Interesse von Psychologen, Neurobiologen, Neurologen, Psychiatern und Wissenschaftlern vieler anderer Disziplinen auf sich ziehen. Denn mit dieser Entdeckung ist eine riesige Hürde in der Medizin, in der Gedächtnisforschung und vor allem in Richtung Besinnung auf die Menschlichkeit genommen worden.

Mit den besten Wünschen verbleibe ich

Ihr

Dr. med. Ulrich Werth

Valencia, den 8. März 2018

QUELLENNACHWEIS RAT:

[1]Michael Nehls „Die Alzheimer-Lüge - Die Wahrheit über eine vermeidbare Krankheit" Heyne, 7. Auflage 2015, ISBN: 978-3-453-20069-2

[2]Website www.michael-nehls.de

[3]Alois Alzheimer „Über eine eigenartige Erkrankung der Hirnrinde", Allgemeine Zeitschrift für Psychiatrie und Psychisch-Gerichtliche Medizin, 1907

[4]Christian Haass "Alzheimer – Mechanismen und therapeutische Ansätze. Warum wir im Alter dement werden" Haass C. (2009), Biologie in unserer Zeit. 39, 92-100

[5]Siehe Google unter Suchbegriff "Synaptogenese", z.B. bei Wikipedia

[6]Benedikt Berninger und Magdalena Götz „Nachwuchsförderung im Gehirn", Gehirn & Geist. 2, 2011

[7]Ulrich Werth "Hirnregeneration durch Auricular brain stimulation (ABS) am Beispiel des Morbus Parkinson (MP)", Praxismagazin 3/2013

[8]Ulrich Werth „Die Entdeckung der Implantat- Akupunktur", Vortrag 17.06.2001 in Berlin, ICMART

[9]Ulrich Werth „Möglichkeiten und Grenzen der Akupunktur mit implantierten Dauernadeln", Vortrag, 17.10.2001, Garmisch-Partenkirchen, Kongress der Europäischen Akademie für Aurikulomedizin

[10]Mark Mumenthaler „Neurology", Thieme, 2004

[11]Nikolaus Linde „Ohrakupunktur, Leitfaden für Theorie und Praxis", Sonntag J. MVS Medizinverlage, Stuttgart, 2. Auflage, 2000

[12]Ulrich Werth „Hirnregeneration durch Aurikular Brain Stimulation am Beispiel des Morbus Parkinson Teil 2: Biometrische Resultate einer prospektiven Pilotstudie", Praxismagazin 4/2013

[13]Horst Bickel "Die Epidemiologie der Demenz", Informationsblatt der Deutschen Alzheimer Gesellschaft, September 2012

AUTOREN-KONTAKT AUS RAT

Dr. med. Ulrich Werth

Centro de Medicina Neuro-regenerativa S.L.
Calle Floresta 18, bajo
E-46022 Valencia, Spanien

Tel.:   +34 963 51 66 80
             +49 30 46 72 42 062
Fax: +34 963 51 03 39
Website: www.weracu.org
E-Mail: info@weracu.org

1. Auflage 2018

Juristischer Hinweis:	Dieses Buch entspricht nicht den medizinischen Leitlinien der üblichen Schulmedizin. Es ist für Patienten geschrieben, die Verantwortung für ihre Gesundheit übernehmen wollen. Es ist für Freunde, Angehörige und ärztliche Kollegen geschrieben, die für Anregungen dankbar sind und ihr Blickfeld über den allgemein üblichen Horizont hinaus erweitern wollen.
	Dr. med. Ulrich Werth
	Valencia, den 8. März 2018
Grafikbilder & Fotos:	Archiv *Dr. med. Ulrich Werth*
Titelbild:	fotolia.de: #26774457 brain, lights, concept Urheber: adimas
Cover & Gestaltung:	Iris Görke